DE L'EMPLOI THÉRAPEUTIQUE

DES

EAUX THERMO-MINÉRALES

DE

VICHY

DANS LES MALADIES DU FOIE ET DE LA RATE, LES FIÈVRES
INTERMITTENTES CHRONIQUES ET LEURS COMPLICATIONS, LA DYSSENTERIE
ET LA DIARRHÉE CHRONIQUES, ETC.

Par le Docteur BARADOU,

Médecin-Major de première classe à l'Hôpital Thermal Militaire de Vichy,
Officier de l'Ordre Impérial de la Légion-d'Honneur,
Chevalier de l'Ordre Royal de SS. Maurice et Lazare d'Italie, décoré des Médailles
commémoratives des campagnes de Crimée et d'Italie,
Membre de la Société de Médecine de Strasbourg, etc., etc.

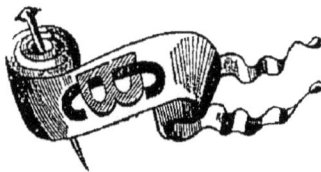

VICHY

BOUGAREL FILS, LIBRAIRE-ÉDITEUR

VIS-A-VIS LES BAINS DES DAMES

—

1865

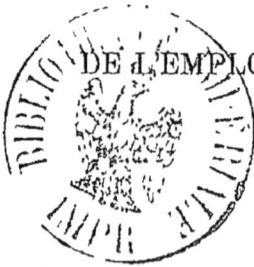

DE L'EMPLOI THÉRAPEUTIQUE

DES

EAUX THERMO-MINÉRALES

DE VICHY

PUBLICATION DU MÊME AUTEUR

CONSEILS MÉDICAUX

AUX PERSONNES QUI VIENNENT FAIRE USAGE DES EAUX
THERMO-MINÉRALES DE VICHY.

Vichy. — 1864. — BOUGAREL Fils, Éditeur.

Paris. — Adrien DELAHAYE, libraire, place de l'Ecole de
Médecine.

— 2e édition. — 1865. —

MOULINS. — IMP. DE FUDEZ FRÈRES.

DE L'EMPLOI THÉRAPEUTIQUE

DES

EAUX THERMO-MINÉRALES

DE

VICHY

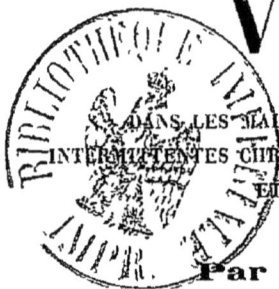

DANS LES MALADIES DU FOIE ET DE LA RATE, LES FIÈVRES INTERMITTENTES CHRONIQUES ET LEURS COMPLICATIONS, LA DYSSENTERIE ET LA DIARRHÉE CHRONIQUES, ETC.

Par le Docteur BARADOU,

Médecin-Major de première classe à l'Hôpital Thermal Militaire de Vichy,
Officier de l'Ordre Impérial de la Légion-d'Honneur,
Chevalier de l'Ordre Royal de SS. Maurice et Lazare d'Italie, décoré des Médailles
commémoratives des campagnes de Crimée et d'Italie,
Membre de la Société de Médecine de Strasbourg, etc., etc.

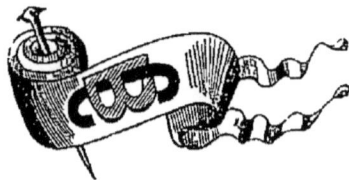

VICHY

BOUGAREL FILS, LIBRAIRE-ÉDITEUR

VIS-A-VIS LES BAINS DES DAMES

1865

Il ne faut pas croire qu'il soit toujours facile de dire des choses bien nouvelles sur l'emploi thérapeutique de eaux minérales de Vichy; des plumes plus autorisées que la mienne ont, depuis longtemps déjà, écrit de très-bonnes choses à cet égard ; ce n'est pas toujours, du reste, dans la nouveauté qu'il faut s'attendre à trouver l'expression du vrai.

Un grand nombre de théories ont été émises pour expliquer l'action médicatrice

des Eaux Minérales dans quelques maladies
chroniques, l'état aigu étant complètement
exclu de cette médication ; elles sont en général spécieuses, exagérées ou erronées, et
ne reposent sur aucune base solide ; de sorte
qu'il est jusqu'à un certain point vrai de dire
que la médication thermo-minérale est livrée
à l'empirisme. La généralisation, pas plus que
la spécialisation thérapeutique des Eaux, les
actions chimiques, physiques et mécaniques,
sont autant d'erreurs médicales qu'il faut
définitivement abandonner.

C'est encore à la clinique, c'est-à-dire à
l'observation et à l'expérience, qu'il faut avoir
recours pour asseoir, sur une base rationnelle,
la médication thermo-minérale.

Il est cependant une théorie toute nouvelle,
qui semble avoir résolu le problème, et qui
mérite une attention spéciale, je veux parler
de la théorie qui attribue à l'électricité, la
cause principale de l'action des Eaux Minérales sur l'organisme humain ; j'en ferai
l'objet d'un chapitre spécial.

On se demandera peut-être pourquoi j'ai choisi pour sujet de ce travail, de l'Emploi des Eaux de Vichy dans les maladies du foie, de la rate, etc.; la réponse est facile : on n'écrit passablement que ce que l'on comprend bien, et que ce dont on est bien convaincu. Eh bien! je ne crois à l'efficacité des Eaux de Vichy, sinon d'une manière constante, au moins dans la grande majorité des cas, que dans les affections (1) dont il est question dans ce livre ; tandis que dans une foule d'autres, dans lesquelles elles sont préconisées, elles sont fréquemment nuisibles, et que quand elles sont suivies de succès, ce n'est que d'une manière tout à fait exceptionnelle.

J'ai fait précéder ce qui a trait à chaque maladie , de quelques notions sommaires d'anatomie et de physiologie normales, indispensables pour bien comprendre et les maladies et leur traitement par les Eaux de Vichy.

(1) Les mots *affection*, *maladie*, sont pour moi synonymes.

Comme ce travail est écrit surtout pour les gens du monde, je me suis attaché bien moins à parler le langage scientifique qu'à être clair et précis.

Le traitement thermal par les Eaux de Vichy, n'est pas une panacée, on l'a déjà dit, et la pratique le démontre chaque année. Le rôle du médecin est de conseiller et d'éclairer les malades, de les diriger sagement et sans précipitation, de ne pas leur promettre plus que les Eaux et lui-même ne peuvent tenir ; je dirai, avec le Dr Kuhn, ces paroles profondément vraies et honorables : « Si le médecin « ne doit pas nécessairement la guérison à « ses clients, il leur doit toujours ses bons « conseils et surtout la vérité. La vérité, c'est « l'honneur et l'art, le médecin ne saurait la « trahir sans s'exposer au mépris qui atteint « les charlatans. »

Lyon, le 1er février 1865.

I

De la théorie électrique de M. le docteur Scouttetten.

L'organisation humaine est incontestablement la machine la plus admirable, mais aussi la plus compliquée de la création. C'est cette complication qui est précisément cause des dérangements auxquels elle est si souvent sujette, et des nombreux maux qui affligent l'humanité. Ces dérangements, quand ils sont légers, constituent ce qu'on est convenu d'appeler des indispositions, tandis que, quand ils sont plus sérieux, ou qu'ils attaquent des organes ou instruments importants, ils constituent les maladies.

Il n'est pas douteux que le Créateur n'ait mis des remèdes à côté des maux, excepté à la mort qui est le terme fatal assigné à tout être organisé vivant ; le difficile est de les découvrir tous ; c'est ce que la médecine cherche tous les jours sans pouvoir y arriver d'une manière complète et satis-faisante.

Les Eaux minérales sont un des moyens que la nature a mis libéralement à la portée des malades et des médecins. La difficulté consiste à savoir s'en servir avec discernement, c'est-à-dire à reconnaître positivement les cas dans lesquels elles peuvent être efficaces, et aussi ceux dans lesquels elles peuvent être nuisibles.

Il est certain que l'électricité joue un rôle impor-tant dans les phénomènes de la vie ; peut-être la vie elle-même n'est-elle que le résultat des réac-tions électro-chimiques qui se passent continuelle-ment à la périphérie et au-dedans de l'agrigut vi-vant. La découverte de l'électricité du sang et de la circulation nerveuse, semblent mettre hors de doute l'importance du rôle que joue l'électricité dans le corps humain.

M. le docteur Scouttetten, frappé de l'obscurité
qui régnait dans les théories, qui s'étaient produites, pour chercher à se rendre compte du mode
d'action des Eaux minérales, s'est demandé si ce
n'était pas plutôt à un agent unique qu'à leurs
principes chimiques constitutifs que cette action
était due, et après de nombreuses et fort remarqua-
bles expériences, il croit avoir découvert que les
Eaux minérales naturelles, doivent leurs vertus
curatives à l'électricité ; toutefois, il ne nie pas
que leurs principes chimiques n'en fassent des
médicaments.

Il donne le nom d'Eaux minérales vives à celles
qui ont la propriété de dégager de l'électricité, par
leur contact avec le corps humain, réservant le
nom d'Eaux minérales mortes à celles qui ont
perdu ou sont privées de cette propriété. Il a re-
marqué que les Eaux naturelles perdent très-vite
leurs propriétés électriques, soit par le refroidisse-
ment pour celles qui sont chaudes, soit par le
transport et la vétusté pour celles qui sont froides
ou chaudes, d'où il résulte que les Eaux minérales
transportées sont pour lui sans valeur, et ne possèdent plus que des propriétés médicamenteuses
analogues aux Eaux minérales artificielles.

M. Scouttetten, médecin principal de première
classe des armées, en retraite, et qui a été mon
très-honoré maître, est un esprit sérieux et convaincu ; il a écrit un livre remarquable sur ce
sujet ; il a fait une communication aux corps sa-
vants de sa découverte, ces derniers ne se sont pas
encore prononcés. J'ai assisté aux expériences qu'il
a bien voulu faire à l'hôpital militaire de Vichy, en
présence d'un grand nombre de confrères , et bien
que ces expériences n'aient pas paru concluantes à
tous, ce qui tenait, comme M. Scouttetten a eu la
précaution de nous le dire, à l'imperfection de
l'instrument dont il se servait ; elles ont été ré-
pétées à Paris depuis avec un succès complet. Il
faut espérer que Son Excellence M. le Ministre
de la guerre voudra bien mettre à la disposition
des médecins de l'hôpital militaire de Vichy un
galvanomètre de Nobili, qui permettra de répéter
ces expériences dans des conditions exceptionnelles,
puisqu'elles seront faites aux sources naturelles
mêmes.

Ce qui va suivre est extrait de l'excellent ou-
vrage de M. Scouttetten :

« Il est hors de doute, dit-il, que l'électricité

« joue un rôle important dans le traitement hydria-
« tique, et que les éléments qui existent dans la
« composition des Eaux minérales n'ont qu'une
« valeur secondaire.

« La peau absorbe peu ou très-peu d'Eau mi-
« nérale, et l'alcalinité de l'urine qu'on remarque
« après un bain de Vichy, n'est nullement due à
« l'absorption de l'eau pendant le bain, puisque,
« d'après les recherches de M. le docteur Wille-
« main, généralement après un bain simple pris
« en état de santé, la réaction de l'urine change,
« d'acide elle devient alcaline ou neutre ; après un
« bain alcalin (d'Eau de Vichy) elle est le plus
« souvent acide, après un bain acide elle devient
« alcaline.

« L'élévation ou l'abaissement de la tempéra-
« ture des Eaux minérales modifient sensiblement
« l'intensité du courant.

« Les Eaux minérales naturelles ne contiennent
« pas d'électricité libre.

« Le résultat de ces recherches démontre que
« les Eaux minérales prises à la source jouis-
« sent d'une activité qui se révèle par de vives
« réactions produites sur les corps avec lesquels
« on les met en contact, que cette activité faiblit

« peu de temps après qu'elles ont été au contact
« de l'air, qu'elle s'éteint après quelques jours
« de mise en bouteilles, quels que soient les soins
« pris pour leur conservation.

« Que les Eaux minérales transportées n'ont
« plus alors d'autre valeur que celle qu'elles peu-
« vent devoir aux substances médicamenteuses
« qu'elles contiennent.

« Que les Eaux minérales artificielles partagent
« ce dernier mérite lorsqu'elles sont bien préparées
« et soigneusement conservées.

« Que toutes les eaux , même celles de rivière,
« réagissent sur le corps de l'homme et produisent
« des actions électriques d'une intensité variable,
« et déterminent un courant appréciable par les
« instruments.

« Que l'intensité de ce courant varie selon la
« nature de la minéralisation, la température des
« liquides, et surtout leur origine.

« Que les eaux depuis longtemps au contact de
« l'air agissent faiblement, que les eaux qui sur-
« gissent des profondeurs de la terre jouissent de
« propriétés actives exceptionnelles.

« Que, lorsque les corps se combinent chimi-
« quement ou qu'ils se décomposent, il y a pro-

« duction des deux électricités Or, comme il est
« évident que dans l'économie vivante il y a des
« combinaisons et des décompositions constantes,
« que de là ressort le mécanisme de la vie ; si nous
« ajoutons à cela les causes externes qui dévelop-
« pent de l'électricité, on voit que l'organisme vi-
« vant est constamment sous l'influence des phé-
« nomènes électriques.

« Que l'action des eaux se rapporte à trois phé-
« nomènes distincts :

« *Action dynamique*, déterminée par les propriétés
« actives et inhérentes à toutes les Eaux minérales
« dues à l'électricité.

« *Action topique*. Irritation produite sur la peau
« par le contact de l'Eau.

« *Action médicamenteuse* due à la nature des sels
« qu'elles contiennent.

« Les eaux chaudes sont plus actives que les
« eaux froides ; les Eaux sulfureuses tiennent le
« premier rang.

« *L'action dynamique* explique les propriétés exci-
« tantes dont les Eaux minérales sont douées.

« Les bains de piscine sont plus actifs que ceux
« de baignoire, parce que la puissance et la durée

« des réactions électriques sont proportionnelles
« à la masse du liquide.

« L'Eau de Vichy présente à la fois une action
« dynamique et une action médicamenteuse.

« Toute action électrique est proportionnelle
« à la surface du contact ; donc les bains sont en
« général préférables à' l'eau prise en boisson. Il
« faut adapter la nature et le mode d'emploi d'une
« Eau minérale au tempérament plutôt qu'au ca-
« ractère de la maladie.

« L'excitation électrique déterminée par le con-
« tact de l'Eau minérale et par les actions chi-
« miques, est proportionnelle à la vitalité des
« tissus. »

Voyons maintenant en quoi cette théorie électrique peut venir en aide à l'application thérapeutique des Eaux de Vichy ?

J'ai dit dans un autre travail (1) que le caractère
essentiel de l'Eau de Vichy naturelle, caractère
qui lui est du reste commun avec toutes les Eaux
minérales, surtout les Eaux sulfureuses, était

(1) Conseils médicaux aux personnes qui viennent faire usage
des Eaux de Vichy. — Vichy, 1864, BOUGAREL fils, éditeur.

d'être stimulante, et, comme effet, de produire une
excitation plus ou moins énergique sur l'organisme ; j'ai dit, de plus, que c'était chez les personnes faibles, anémiées, qu'elles réussissaient le
mieux ; il est évident qu'il ressort de là, qu'il faut
graduer l'excitation à produire, selon le tempérament et l'excitabilité propres à chaque malade, et
aussi selon une foule d'états particuliers que la sa-
gacité du médecin saura apprécier, et que le seul
moyen rationnel de graduer cette excitation consiste à graduer la quantité d'eau à prendre. en
boisson, la durée et l'énergie du bain et de la dou-
che ; il sera, de plus, facile de se rendre compte des
cas où l'eau devra être bue pure ou mélangée avec
de l'eau ordinaire, et où le bain devra se composer
d'Eau minérale pure ou métigée. Puisqu'on a re-
marqué que le pouvoir électrique était en rapport
avec la quantité des éléments constitutifs de l'eau,
ainsi qu'avec sa température, il ne sera pas indif-
férent de prescrire de l'eau chaude ou de l'eau
froide, il sera aussi plus aisé de distinguer les cas
où l'Eau de Vichy, transportée ou artificielle, con-
viendrait mieux , etc. On voit donc que cette découverte de M. Scouttetten est appelée à ouvrir une
ère nouvelle à la thérapeutique thermo-minérale.

II

Maladies du Foie.

Anatomie. Le foie est une glande du groupe des glandes en grappe ; il est situé dans l'hypocondre ou flanc droit, il est séparé de la poitrine par le diaphragme, il est donc contenu dans la cavité abdomidale (ventre), il est enveloppé par le péritoine, qui forme par ses replis, des ligaments qui contribuent à le maintenir en place. Le volume de cet organe varie selon les sujets, son poids est d'environ deux kilogrammes. Nous verrons qu'à l'état

de maladie sa densité et son volume peuvent augmenter ou diminuer de plus de moitié.

Le foie de l'homme est constitué par la réunion
de lobules appliqués les uns contre les autres, ils
sont colorés en rouge et en jaune ; d'après M. Béclard, la double coloration du tissu du foie n'est pas
due à deux substances particulières de couleur différente : elle dépend du sang contenu dans les ra-
mifications vasculaires qui parcourent le foie et de
la bile déjà sécrétée contenue dans ses éléments
sécréteurs. D'autres auteurs pensent, au contraire,
que les deux substances sont dues à des éléments
distincts.

Le foie reçoit du sang artériel par l'artère hépatique, et du sang veineux par la veine porte. Ses
nerfs viennent du pneumo-gastrique du diaphrag-
matique et du plexus hépatique.

Le foie est donc composé de vaisseaux sanguins,
de canalicules hépatiques et enfin par un parenchyme qui est formé par des cellules, qui jouent
évidemment un rôle important dans les fonctions
sécrétoires de cet organe, qui est complètement
enveloppé par un tissu lumineux appelé capsule
de *Glisson*.

Physiologie. La fonction principale du foie est la

sécrétion de la bile ; quand les canalicules hépatiques sont remplies par l'accumulation de la bile sécrétée, elle s'écoule hors du foie par le canal hépatique ; arrivée là, elle peut s'engager immédiatement dans l'intestin, ou bien remonter dans la vésicule biliaire par le canal cystique.

Dans l'intervalle des digestions, la bile suinte goutte à goutte du foie dans l'intestin, et une grande partie s'emmagasine, en quelque sorte, dans la vésicule biliaire, pour servir au moment de la digestion. Toutefois la bile n'est pas exclusivement destinée à exercer sur les aliments une action émulsive et digestive, elle est aussi une matière excrémentitielle destinée à être rejetée au dehors avec le résidu alimentaire, et contribuer à former les matières fécales.

On a pensé aussi, mais à tort, que le foie qui reçoit, par la veine porte, le sang des parties inférieures du corps, avait sur ce sang une action d'hématose, aussi l'a-t-on appelé poumon abdominal.

Une des fonctions importantes du foie, découverte par M. Cl. Bernard, c'est la propriété qu'a le foie de produire incessamment du sucre, qui est déversé dans le système circulatoire veineux, et qui

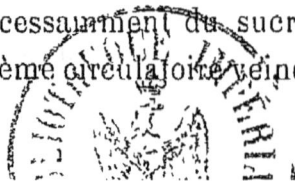

2

se détruit dans les phénomènes ultérieurs de la nutrition.

On voit, par l'abrégé qui précède, combien sont importantes les fonctions du foie, et on comprend facilement la gravité de tout état de cet organe qui le met dans l impossibilité de les accomplir d'une manière normale.

Pathologie. Comme tous les autres organes, le foie est sujet à un grand nombre de maladies ou affections ; je ne parlerai que de celles auxquelles les Eaux de Vichy peuvent être opposées avec quelque chance de succès, je signalerai sommairement celles où elles sont inutiles ou nuisibles.

Congestions du foie. Quand la quantité de sang que contient le foie est plus considérable qu'à l'état normal, on dit qu'il est congestionné ; la congestion peut être active ou passive, selon qu'elle est due à un état pléthorique, ou à une gêne dans la circulation cardiaque, ou du système sanguin de la veine porte.

Les Eaux de Vichy ne conviennent pas dans les congestions de nature active ; dans le cas de congestions passives, elles pourront avoir d'autant plus de succès que cet état pourra être attribué à un état général de langueur de l'économie, ou à quelque maladie dont le caractère général est d'amener une modification dans les proportions des matériaux constitutifs du sang.

Quand le foie est congestionné, il est à la fois plus volumineux et plus dense, mais il n'a subi aucune modification dans sa texture et sa consistance normales, les malades n'accusent en général pas de douleur, on voit survenir, mais bien rarement, l'ictère (jaunisse).

L'état congestif du foie, quand il persiste depuis longtemps , indique à peu près certainement une altération organique du parenchyme hépatique.

Les congestions hépatiques à l'état simple sont rarement graves.

Hypertrophie du foie. Dans cet état, il y a non-seulement augmentation de volume, mais aussi de densité du foie; on a vu des foies peser de sept à vingt kilogrammes ; j'en ai vu un à Vichy qui pesait quatre kilogrammes cinq cents grammes : ici la consistance de l'organe est généralement normale , d'autres fois, les granulations rouges ou jaunes sont augmentées de volume. Les malades

n'ont en général conscience de leur état que quand
la maladie est déjà ancienne, alors qu'ils maigrissent progressivement et qu'ils perdent leur force,
bien que l'appétit soit bon et que les digestions
soient faciles ; quelques malades ont de temps en
temps de la diarrhée et les digestions pénibles :
l'ictère est rare ; les malades n'accusent que peu ou
pas de douleur, sauf un peu de pesanteur et de gêne
dans le flanc droit ; il n'y a pas de fièvre, à moins de
complications, et bien rarement non plus d'épanchement ascitique dans le ventre.

L'hypertrophie du foie est une maladie toujours
de longue durée et en général fort grave.

Traitement. Les Eaux de Vichy trouveront dans
cette maladie une application utile, à la condition
qu'elle ne sera pas trop ancienne, et ne présentera
aucune complication sérieuse ; en un mot, il faut
que le diagnostic en ait été posé d'une manière
précise.

Quatre verres d'Eau de Vichy de la Grande-
Grille ou de l'Hôpital, pris en huit fois dans la
journée, en commençant par un demi-verre le
matin et autant le soir, me paraissent suffisants.

Si le malade est peu irritable, il pourra prendre des bains d'eau minérale tièdes et coupés, plus tard il sera bon de faire usage de quelques douches à percussion sur la région hépatique ; le régime à suivre est important ; il devra être à la fois doux et substantiel, dans le but de soutenir les forces ; il devra être choisi parmi les aliments qui contiennent le plus de matériaux nutritifs sous un petit volume, viandes rôties, jus de viande, poissons, etc. Le vin de Bordeaux sera indiqué. On devra éviter la constipation ; les Allemands emploient l'aloës et les Anglais le calomel avec succès, disent-ils.

Il est possible de distinguer sûrement l'hypertrophie de la congestion du foie : la première a pour caractère principal de se développer lentement, tandis que la deuxième arrive beaucoup plus rapidement. Il y a aussi des signes qui feront distinguer ces deux états morbides des kystes séreux hydatiques et des encéphaloïdes de cet organe.

L'atrophie du foie est la maladie inverse de celle dont je viens de parler, c'est-à-dire qu'il perd de son poids, et presque toujours de son volume par suite de la diminution des granulations qui le constituent ; elle peut être partielle ou générale, et

coïncider avec le ramollissement ou l'induration ;
Stork a vu le volume du foie réduit à celui du
poing, et Portal à celui d'une pomme. L'atrophie
du foie coïncide presque toujours avec des calculs
biliaires ; l'épanchement dans la cavité abdominale
l'accompagne toujours.

L'*atrophie* de la vésicule du foie est fréquente,
mais comme elle se révèle pendant la vie par aucun trouble fonctionnel appréciable, il est impossible de la reconnaître. Cette maladie est due en
général à la présence de quelque calcul biliaire
qui ne permet pas à la bile de rester dans son
réservoir.

L'*atrophie* du foie est probablement toujours incurable ; on peut faire, quand on la soupçonne,
usage de l'Eau de Vichy en boisson, bains et douches sans grand dommage, mais aussi certainement sans grand succès.

La *cirrhose du foie* est une altération particulière
de cet organe due à l'hypertrophie des granulations qui prennent la couleur jaune de la cire. Le
foie n'est jamais affecté partiellement, l'altération
occupe toujours tout l'organe à la fois.

Le foie est quelquefois augmenté de volume, d'autres fois, et le plus souvent, ce volume est diminué. Il n'y a presque jamais de douleur dans le flanc droit, l'appétit est bon et les digestions faciles, pas d'ictère, mais les malades pâlissent, maigrissent, et un épanchement séreux se forme lentement et graduellement dans le ventre.

Plus tard, les membres inférieurs eux-mêmes sont engorgés ; à la fin l'appétit se perd, les digestions deviennent pénibles, l'épanchement augmente et trouble les fonctions de la respiration et de la circulation, et enfin la mort survient lentement à la suite des troubles de la nutrition, ou bien elle est accélérée par quelque complication, telle que la pleurésie et surtout la pneumonie.

La *cirrhrose* est une maladie très-obscure, nul signe positif ne peut la faire reconnaitre ; on ne peut arriver à un diagnostic précis, que par voie d'exclusion ; elle est fréquemment liée, soit comme cause, soit comme effet, à une lésion organique du cœur qui complique la maladie et en augmente la gravité.

La *cirrhose* du foie est une affection tout à fait incurable jusqu'à présent, et les eaux de Vichy sont tout aussi impuissantes que les remèdes et moyens qui ont été employés pour la combattre.

Hépatite chronique. L'histoire de cette maladie est difficile à tracer ; on a compris pendant longtemps sous ce nom presque toutes les altérations de structure, de cet organe, et encore aujourd'hui, malgré tous les travaux entrepris à ce sujet, il 'est presque impossible de reconnaître une hépatite chronique à l'état simple, c'est-à-dire sans accompagnement des nombreuses complications, bien différentes les unes des autres, qui en sont si souvent le cortége.

Je vais cependant essayer d'en indiquer quelques caractères : une douleur obtuse gravative existe souvent dans la région du foie, son volume est plus ou moins augmenté, ce que l'on consta'e à l'aide de la palpation et de la précussion. Les digestions sont généralement troublées, la constipation alterne avec la diarrhée, la peau est tantôt pâle, blafarde, grisâtre, tantôt d'un jaune safrané ; les malades sont faibles et maigrissent sensiblement, un épanchement séreux dans le ventre est presque constamment le résultat de la maladie arrivée à une certaine période.

L'*hépatite chronique* est en général une maladie

des pays chauds, alors elle se complique et marche parallèlement à la diarrhée, et surtout à la dyssenterie ; il n'est pas rare de la voir accompagnée
de fièvres intermittentes, surtout en Algérie. Quand
je dis que l'hépatite chronique est une maladie des
pays chauds, je ne veux pas dire que les pays
froids en soient exempts ; mais on peut dire que
dans ces dernières régions, elle est en général
moins grave, parce qu'elle marche plus lentement
et qu'elle présente moins de complications. Le
foie peut être induré et ramolli, mais ces états ne
sont pas essentiels, ils sont secondaires et se lient
à des états pathologiques divers de cet organe.
L'induration coïncide principalement avec l'hypertrophie et la cirrhose, le ramollissement se remarque principalement dans quelques états graves de
l'économie, notamment dans les fièvres typhoïdes,
les fièvres pernicieuses et autres des pays chauds,
et généralement dans le cas où le sang a subi une
altération qui porte sur la diminution de la fibrine.

Je ne dirai rien de la rupture du foie, qui est due
le plus souvent à des causes traumatiques, mais
qui a été observée quelquefois dans des cas de
ramollissement extrême ; ce cas est constamment
et rapidement mortel.

Les Eaux de Vichy ont été préconisées dans l'hépatite chronique, et en réalité c'est fréquemment un bon moyen'; l'eau de la Grande-Grille, à la dose de 2 à 4 verres par jour, pourra être avantageusement conseillée. Si les malades ne peuvent pas la supporter, on la remplacera par celle de la source de l'Hôpital et même par les eaux froides (Célestins). Si le malade est anémié, on conseillera la source Lardy, Les bains, quand ils pourront être supportés, seront fort utiles ; si la sensibilité de la région hépatique n'est pas trop grande, on pourra essayer avec précaution des douches tièdes en pluie, le ventre sera tenu constamment libre, à l'aide de purgatifs salins, sulfate ou citrate de magnésie. S'il y a de la diarrhée, le sous-nitrate de bismuth, à la dose de 3 à 6 grammes, avec addition de 20 à 25 gouttes de laudanum de sidenham dans les vingt-quatre heures, pourra avoir un bon effet. Le régime diététique devra être doux ; on devra faire un exercice modéré ; les malades feront bien de porter de la flanelle sur la peau.

Ictère ou *jaunisse*. Tout le monde connaît la jaunisse; elle est due au passage dans le sang des matières colorantes de la bile ; nous avons vu que

la jaunisse se rencontrait dans plusieurs maladies
du foie, dont elle est un des symptômes ; mais ici
je ne parle que de l'ictère idiopathique, c'est à-dire
de celui qui semble exister par lui-même et ne *paraît* se rattacher à aucune altération saisissable
des solides ni des liquides ; je dis *paraît*, car il est
infiniment probable, que l'ictère essentiel n'existe
pas, dans la rigoureuse acception du mot ; il y a
bien certainement, dans les cas où l'ictère semble
constituer à lui seul toute la maladie, quelques
causes anatomo-pathologiques cachées, dont il est
l'effet, mais ces causes étant probablement légères,
en comparaison de la coloration jaune qui est souvent si intense, et la santé générale n'étant en apparence nullement altérée, il a bien fallu prendre
le symptôme pour la maladie elle-même.

L'*ictère* peut survenir brusquement, d'autres fois
il marche avec lenteur, et disparaît de même ; une
émotion morale même peut le donner ; il peut arriver sans que le malade lui-même en ait conscience
et sans cause connue.

L'*ictère essentiel* n'a aucune gravité ; quand il
résiste pendant plusieurs mois, et qu'il varie de
nuances, il faut se méfier, il se lie alors, presque

toujours, à quelque lésion organique plus ou moins grave. On a beaucoup discuté sur la manière dont l'ictère se produit. On n'en sait rien, voilà ce qu'on sait le mieux.

L'Eau de Vichy peut convenir dans cette maladie ; on pourra en boire une assez grande quantité, de 2 à 6 verres par jour.

Calculs biliaires. Les calculs biliaires siégent exclusivement dans le vésicule du foie et dans les conduits excréteurs de la bile; ils sont presque tous formés de cholestérine, ils se reconnaissent à leur couleur blanchâtre, d'autres fois la cholestérine est unie à de la matière colorante, jaune ou verte, noire ou brune. Il est rare qu'il n'existe qu'un seul calcul. Le plus souvent ils sont multiples, et en nombre très-considérable; leur volume est très-variable ; j'en ai vu un, qui m'a été montré par le docteur Cornil, qui avait la grosseur d'une grosse noix ; ces calculs peuvent exister sans que les malades en aient conscience, leur présence ne se révèle par aucun phénomène morbide, elle est compatible avec une santé parfaite, mais quand ils obstruent les canaux excréteurs de la bile, le canal cholédoque par exemple, ils déterminent de la douleur, de l'ictère et des troubles variés du côté des organes digestifs. Dans d'autres circonstances, la présence de ces calculs amène des douleurs atroces connues sous le nom de *coliques hépatiques* qui durent jusqu'à ce que le calcul soit expulsé dans le canal intestinal, ou qu'il ait repris sa place habituelle. Les accidents dus à la présence des calculs hépatiques, peuvent aussi affecter une marche chronique. Les digestions sont lentes et pénibles. La constipation existe habituellement, l'ictère est à peu près permanent, les malades maigrissent et sont languissants.

La vivacité des douleurs dans les accidents à forme aiguë ne permet pas de confondre la présence des calculs hépatiques avec d'autres maladies du foie, excepté peut-être avec l'hépatalgie ou coliques nerveuses du foie, dans les accidents à forme chronique les commémoratifs, aidés de l'observation, pourront permettre de poser un diagnostic précis.

Il vient à Vichy un grand nombre de personnes atteintes de coliques hépatiques : quelques-unes s'en trouvent bien, d'autres voient sous l'influence des Eaux minérales les accès revenir avec une grande vigueur. Quand ces accidents surviennent,

il faut cesser l'usage de l'eau minérale, avoir
recours à l'administration de l'opium à dose élevée,
pour engourdir la douleur. L'application de la
glace peut avoir du succès. On pourra employer la
potion de Durande, qui est un mélange de trois parties d'éther avec deux parties d'essence de thérében-
tine dans une potion mucilagineuse, à la dose de 1
à 4 grammes par jour. Ce moyen, quand l'estomac
peut le supporter, doit être longtemps continué.
Quand les accès seront passés, on pourra revenir
à l'Eau de Vichy, en boisson, bains et douches.

Je ne dis rien du régime alimentaire, qui doit
être celui de toute personne qui souffre.

Les calculs biliaires, peuvent, dans certains cas,
réclamer un traitement chirurgical, mais ees cas
spéciaux sont surtout du ressort du médecin traitant qui en décide l'opportunité.

On peut se demander comment les Eaux de
Vichy agissent dans le traitement des calculs hépatiques : on a cru qu'elles agissaient chimiquement,
et pouvaient en opérer la dissolution, c'est une
erreur ; le bicarbonate de soude en alcalinisant le
sang peut-il agir indirectement sur les calculs, et
sur la diathèse lithique? pas davantage. Les Eaux
de Vichy ont une action stimulante sur toute

l'économie et principalement sur le système nerveux, c'est par cet intermédiaire que l'eau minérale agit sur le foie, et provoque l'expulsion des corps étrangers, de sorte que si l'eau de Vichy ne guérit pas la diathèse, c'est-à-dire les dispositions particulières dé l'économie à produire des calculs biliaires, elle soulage souvent en provoquant la sortie de ceux qui existent dans le vésicule et ses conduits.

Je ne parle que pour mémoire des kystes séreux des hydatides, de la douve du foie ; ces affections spéciales n'étant pas susceptibles d'être avantageusement traitées par les Eaux de Vichy, tout au plus pourrait-on y avoir recours quand le traitement chirurgical a été suivi de succès, dans le but de rétablir les fonctions du foie au moins en partie. J'ai vu plusieurs cas dans lesquels des abcès du foie, guéris depuis longtemps, avaient laissé après eux des troubles sérieux, être singulièrement améliorés par l'usage de l'Eau naturelle de Vichy.

L'état graisseux du foie et le cancer contre-indiquent formellement l'usage de l'eau de Vichy.

III

Maladies de la Rate.

Anatomie. — La rate est un organe situé dans l'abdomen ; elle occupe le flanc gauche, par conséquent le côté opposé au foie, et est, comme lui, séparée de la poitrine par le diaphragme. La rate est en contact avec les intestins et l'estomac, elle est recouverte par le péritoine ; son volume est variable suivant les sujets, et aussi suivant l'état de santé et de maladie. On a observé qu'elle se gonfle pendant la digestion et qu'elle diminue quand le sujet est à jeun.

3

La rate est formée d'une membrane fibreuse de couleur grisâtre et résistante ; adhérente au péritoine par sa surface externe, elle envoie sur l'autre des prolongements dans le parenchyme de l'organe ; son artère est une branche de la cœliaque, sa veine est un des troncs qui forment la veine porte, et amène le sang de la rate au foie. Ses nerfs viennent du plexus solaire. On y remarque encore des granulations appelées corpuscules de Mulpighi. Le parenchyme de la rate est mou, pénétré d'une très-grande quantité de sang ; il ressemble assez bien à une éponge.

Physiologie. — Quelles sont les fonctions de la rate ? Suivant quelques auteurs, M. Béclard entre autres, la rate serait chargée de détruire une partie des globules du sang que lui apporte l'artère splénique, et d'augmenter la quantité de fibrine ; il pense aussi que le sang de la rate étant porté au foie par la veine splénique, qui est une branche de la veine porte, il est probable que la matière colorante du sang, matière inhérente aux globules sanguins, mise en liberté dans la rate par la destruction des globules, concourt à la production des matières colorantes de la bile.

La circulation du sang dans la rate est inter-

mittente, parce que son tissu est contractile : cette
contractilité peut être mise en évidence en appli-
quant les deux pôles d'un appareil d'induction à
chacune des extrémités de l'organe chez un chien
vivant.

Cette contractilité est lente à se produire et
lente à s'éteindre. Nous verrons que ce phénomène
peut rendre compte de l'engorgement de la rate
dans les fièvres, et nous permettra de nous expliquer, jusqu'à un certain point, l'action des Eaux
minérales dans ce cas.

D'autres physiologistes prétendent que la rate
est un organe inutile, et ne sert à rien, parce qu'on
peut l'enlever sur des animaux, et même sur
l'homme, sans qu'ils succombent ; mais ce n'est
pas une raison pour admettre que cet organe
soit inutile, car enfin il y a beaucoup de parties
qu'on peut enlever, sans que la mort s'ensuive
nécessairement, et qui n'en sont pas pour cela inutiles ; et puis, comment admettre que la nature ait
placé dans le ventre un organe volumineux et com-
plexe, sans lui avoir assigné une fonction ? Je crois,
pour ma part, que la rate a une ou plusieurs
fonctions certainement importantes ; le difficile est
de dire en quoi elles consistent positivement.

Pathologie. — La rate est exposée aux mêmes affections que les autres viscères parenchymateux, avec lesquels elle est liée par d'étroites sympathies, c'est surtout avec le foie et l'estomac, que ces sympathies sont les mieux démontrées.

Je n'ai pas à m'occuper des affections aiguës de la rate, qui, pas plus que celles du foie, ne sauraient nécessiter l'emploi des Eaux minérales de Vichy.

Il existe surtout une corrélation très-intime entre certaines lésions de la rate et les fièvres intermittentes endémiques dans les pays chauds; quand il sera question de ces fièvres, surtout de celles d'origine paludéenne, je signalerai, avec soin, les états morbides de cet organe, qui sont presque constants, et auxquels le traitement thermal de Vichy peut très-souvent être opposé avec succès ; en ce moment je ne parle que des affections de la rate qui, exemptes d'autres complications, ont pu être traitées avec quelques succès, par la médication dont je m'occupe, ou de celles qui l'excluent tout à fait.

Les Eaux de Vichy ne peuvent avoir aucun effet salutaire sur les abcès, le cancer, les dégéné-

rescences diverses, les kystes et les tubercules de
la rate.

L'hypertrophie de la rate est l'augmentation du
volume de cet organe; elle peut s'accompagner
d'induration ou de ramollissement; il est certain
que l'hypertrophie de la rate peut exister chez des
individus qui ont toutes les apparences de la santé,
qui n'ont jamais eu de fièvres intermittentes et
qui n'ont jamais habité les pays chauds ou marécageux. Cette affection est toujours une maladie
sérieuse, parce qu'à la longue elle exerce une influence fâcheuse sur la nutrition, surtout, quand
très-dure et ayant un certain volume, la rate s'est
développée lentement et d'une manière obscure;
toutes choses égales, l'état d'induration est moins
grave que celui de ramollissement.

Les Eaux de Vichy pourront être employées en
boisson, bains et douches dans les cas dont je viens
de parler, mais il ne faut pas oublier que le succès
est bien moins certain que dans les maladies du
foie ; en tout cas on ne devra pas s'étonner qu'une
seule saison ne suffise pas, il faudra y revenir plusieurs années de suite, parce qu'il n'est pas prudent de continuer l'usage des Eaux de Vichy pendant un temps trop long.

IV

**Fièvres intermittentes chroniques et
leurs complications.**

Tout le monde sait ce que c'est que les fièvres
intermittentes, je n'ai pas besoin d'insister là-des-
sus ; mais ce qu'on ignore généralement ce sont
leurs complications, avec leurs conséquences, ainsi
que l'amélioration que ces états peuvent retirer de
l'emploi des Eaux de Vichy. D'une manière générale il n'en faut pas faire usage au début de ces fièvres, quel qu'en soit le type, c'est seulement
quand les préparations quiniques ont été em-

ployées sans succès, et qu'un changement de climat est devenu nécessaire, qu'un voyage à Vichy
peut avoir le plus heureux résultat.

C'est surtout dans les pays chauds, en Algérie
particulièrement, où les fièvres intermittentes rè-
gnent d'une manière endémique et souvent épidé-
mique, c'est surtout à la suite d'un séjour pro-
longé dans ces pays, quand on a vécu, soumis à
l'influence fiévreuse, et qu'on a eu un ou plusieurs
accès, qu'on voit survenir cette langueur générale, cette couleur particulière de la peau, symptô-
matique d'une modification profonde dans les éléments constitutifs du sang, des engorgements du
foie et de la rate, des hydropisies, des infiltrations
générales ou partielles, etc. Ainsi donc les Eaux de
Vichy ne sauraient être employées contre l'élément
fièvre, mais bien contre ses résultats organiques
ou vitaux.

Les états dont je viens de parler ne sont pas
seulement les conséquences des fièvres simples de
tous les types, les fièvres intermittentes, pernicieuses, rémittentes, pseudo-continues, sub-conti-
nues et larvées, peuvent les amener ; il faut bien
s'attacher à découvrir si l'élément intermittent
n'est pas le symptôme d'une affection organique

qui contre‑‑indiquerait elle-même l'emploi des Eaux de Vichy.

On a beaucoup discuté sur la cause des fièvres intermittentes; je ferai grâce de la plupart de ces discussions. La chaleur, et surtout la chaleur humide, et l'influence des marais sont certainement, de toutes les causes qui amènent les fièvres intermittentes, celles qui sont les mieux démontrées, et en tout cas les moins douteuses. Mais il reste encore à savoir comment, ou pour mieux dire sur quelle partie principale de l'organisme, ces causes agissent pour déterminer les fièvres et leurs conséquences, souvent si graves. Des auteurs recommandables ont pensé qu'elles agissent primitivement sur le sang. **M.** Maillot pense que c'est le système nerveux cérébro-spinal qui est atteint; M. Worms croit que c'est le système nerveux de la vie organique; une autre théorie place le siége de la fièvre intermittente dans la rate; **M.** Pierry l'appelle même un nid à fièvres; mais, si on considère que la rate n'est pas toujours malade dans les fièvres intermittentes, et que, assez souvent, des engorgements de la rate existent sans être accompagnés de fièvres, il faut bien en conclure que l'état d'hypérémie ou de congestion de la rate, est

bien plutôt l'effet que la cause des fièvres d'accès.
Je crois que la théorie de MM. Maillot et Worms,
appuyée par **M.** Rayer, théorie qui fait dépendre
la fièvre intermittente d'une lésion du système nerveux général, lésion que je crois plutôt vitale
qu'organique, est la vraie. En effet, nous savons que le système nerveux de la vie organique et celui de la vie de relation, bien que
distincts, sont cependant sous la dépendance
l'un de l'autre, et président à tous les actes de
la vie, qui ne sauraient s'accomplir que sous
la condition essentielle de l'intégrité de ces sys-
tèmes nerveux; si on admet que la fièvre intermittente soit due à l'action septique des effluves
des marais rendus plus actifs par l'élévation de la
température, aidée de l'humidité, il est naturel
d'admettre que cette action septique, qui prend surtout la voie de la respiration pulmonaire, s'exerce
d'abord sur le système nerveux et consécutivement
sur le sang, le foie et la rate, qui sont des organes
éminemment vasculaires.

Le sang est de tous les fluides de l'économie celui qui est le plus vivement impressionné et modifié à la suite des fièvres d'accès; ses globules di-
minuent dans une grande proportion, tandis que

la fibrine n'augmente pas, pourvu qu'il n'y ait aucune phlegmasie concommitante; la quantité du sérum, au contraire, augmente dans des proportions variables, mais souvent très-notables.

Les fièvres intermittentes sont fréquemment compliquées par des maladies du foie, et de la rate surtout. Dans les régions tempérées, les complications du côté du foie sont beaucoup plus rares que celles de la rate, mais c'est principalement dans les pays chauds et marécageux, que ces complications se remarquent le plus souvent.

L'estomac et les digestions sont fréquemment et fâcheusement influencées dans les fièvres intermittentes, qui se compliquent d'affections du foie et de la rate, les sympathies étroites qui existent entre ces organes l'expliquent parfaitement.

Une complication fréquente des fièvres intermittentes anciennes et prolongées consiste dans les hydropisies (ascite anasarque); dans un grand nombre de cas les altérations de la rate et du foie permettent de reconnaître le véritable point de départ de ces hydropisies, mais il resterait encore à savoir de quelle manière agissent l'hypertrophie et l'induration de ces organes, car on voit des fièvres intermittentes qui ne sont accompagnées d'aucune

hydropisie, bien que la rate soit très-volumineuse;
d'autres fois on remarque des hydropisies générales après un ou deux accès de fièvre et, chez des
sujets bien constitués, il est très-difficile d'en déterminer la cause, qui tient à quelque condition
pathologique dont nous ne connaissons ni la nature ni le siége ; cependant dans un grand nombre
de cas on peut rattacher ces hydropisies à des altérations des organes viscéraux, sans qu'on puisse
saisir la relation qui existe entre la cause et l'effet,
à moins qu'on ne découvre un obstacle organo-
mécanique au cours du sang, ou que la chimie ne
démontre une. diminution des matériaux organiques du sérum du sang ; quoi qu'il en soit l'hydropisie consécutive aux fièvres d'accès est toujours
fort grave; il faudra s'attacher à découvrir si elle
n'est pas due à une affection organique du foie et
de la rate ; on s'attachera dans le cas d'affirmative
à combattre la cause présumée. La ponction de
l'abdomen est rarement suivie de succès, cependant c'est une ressource extrême; j'ai vu un jeune
militaire à qui cette opération avait été pratiquée
trois fois, et qui a guéri d'une ascite, après deux
saisons passées à Vichy; j'en ai vu d'autres aussi
qui ont été moins heureux.

A la suite des fièvres intermittentes prolongées
et rebelles, et quand les malades sont obligés
de continuer à habiter des pays marécageux où ils
ont contracté leur maladie, on voit survenir, indé-
pendamment d'affections plus graves, un état
d'inertie des mouvements, une diminution de la
sensibilité générale, la pâleur de la muqueuse des
lèvres et des conjonctions palpébrales, la couleur
jaune cire de la peau, la faiblesse, l'appauvrissement du sang, de l'œdeme des extrémités, des
troubles du côté des organes digestifs, en un mot
une modification profonde qu'a subie, sous l'influence de l'empoisonnement palustre, toute l'é-
conomie vivante. C'est cet état auquel on a donné
le nom de cachexie paludéenne, ce mot est peut-être
impropre, mais je le conserve, faute de mieux, pour
caractériser l'état dont je parle, et que tous ceux
qui ont habité les pays chauds connaissent trop
bien.

Anémie, chloro-anémie, hydroémie. Toutes ces dé-
nominations sont synonymes, ou à peu près, c'est
toujours l'appauvrissement du sang ; l'analyse chi-
mique montre chez les personnes atteintes de ce
symptôme une augmentation dans les proportions

du sérum, et une diminution de la fibrine des globules, de la matière colorante et du fer.

C'est encore le système nerveux primitivement
affecté par les miasmes palustres, qui amène ce
résultat dans les fonctions de la vie organique ; il
est possible qu'il y ait quelquefois une diminution
de la masse totale du sang, mais en général ce liquide n'est modifié que dans la proportion de ses
éléments.

L'estomac et les digestions étant la plupart du
temps plus ou moins troublés dans les divers
états que je viens de signaler, il paraîtrait rationnel
de leur consacrer ici un article spécial. Ces affections sont nombreuses à Vichy ; elles ont une
grande importance, car elles occupent une large
part parmi les maladies qui viennent chercher
une guérison ou une amélioration auprès de cette
station thermale ; mais comme elles existent souvent aussi à l'état idiopathique, c'est-à-dire sans
complication, et qu'à elles seules elles exige-
raient des développements assez étendus, qui sor-
tiraient du cadre que je me suis tracé, je crois
devoir les négliger pour le moment, me réservant
d'en faire le sujet d'un travail ultérieur spécial.

V.

Dyssenterie et diarrhée chroniques.

J'aurais pu me dispenser de consacrer un chapitre spécial à ces affections, parce que d'une part,
à l'état simple chronique, elles ne se trouvent pas
bien de la médication thermale de Vichy, et que
d'autre part leur coïncidence avec les maladies du
foie et de la rate, les fièvres intermittentes chroniques et leurs complications, n'est jamais favorable à l'emploi des eaux minérales ; cependant
comme j'ai observé quelque cas, où nonobstant
cette complication les malades ont pu faire heu-
reusement usage des Eaux de Vichy, j'ai pensé
que quelques considérations générales pourraient
avoir leur utilité.

Je pose en principe que les Eaux de Vichy ne doivent être conseillées aux malades atteints de dyssenterie et de diarrhée chroniques que quand ils ont contracté ces maladies dans les pays chauds, et qu'elles se trouvent liées à un état cachectique et de nature palustre, et aussi à des engorgements chroniques de la rate et surtout du foie ; en dehors de ces circonstances, je les considère comme beaucoup plus nuisibles qu'utiles.

Dans les conditions dont je viens de parler, la dyssenterie et la diarrhée reconnaissent les mêmes causes, et sont identiques de leur nature : ainsi la diarrhée précède souvent, et n'est que le premier symptôme de la dyssenterie ; d'autres fois elle en marque la terminaison, ou pour mieux dire la transformation, et pour cela n'en est pas moins grave.

Il est bien entendu qu'il ne s'agit ici que de l'état chronique, l'état aigu excluant d'une manière absolue l'emploi des Eaux de Vichy.

Je crois inutile de donner une définition de la dyssenterie et de la dyarrhée, tellement ces maladies sont bien connues de tout le monde.

Le caractère presque constant de cette maladie est la présence d'ulcérations sur la muqueuse du

gros intestin plus ou moins étendues et profondes,
et qui coïncident, tantôt avec un amincissement,
tantôt avec un épaississement plus ou moins considérable de l'intestin, qui est très-souvent ramolli ;
c'est dans cette forme de la maladie qu'on ren-
contre des complications du côté du foie et de la
rate, des épanchements plus ou moins considé-
rables dans le ventre, le péricarde et la poitrine,
l'organisme tout entier est dans un état anémique
très-prononcé. Dans la dyssenterie chronique les
matières rendues par les selles sont aqueuses,
comme gélatineuses, mucoso-purulentes et souvent
purulentes, elles contiennent peu ou pas de sang.
Les malades éprouvent un appétit déréglé, quelquefois même vorace, et doivent à leur intempérance la perpétuité du mal. L'amaigrissement est
en général considérable ; la convalescence est
longue et pénible ; les rechutes fréquentes, surtout
quand les malades font des écarts de régime, et
continuent à être soumis aux causes qui ont amené
la maladie.

J'ai dit que la dyssenterie et la diarrhée chroniques se trouvent fréquemment liées à des fièvres
intermittentes chroniques, à des maladies du foie
et de la rate, c'est-à-dire que les mêmes causes,

4

selon les centres sur lesquels elles exercent leur
action délétère, provoquent l'une ou l'autre de ces
affections, et souvent toutes ensembles. Quand on
a habité les pays chauds, l'Algérie par exemple,
on a été à même d'observer ces conditions. Les
causes qui occasionnent la dyssenterie sont nombreuses, mais celles qui semblent les plus actives
et les plus délétères sont les miasmes palustres, les
émanations putrides, végétales et animales, l'habi-
tation dans les pays chauds, et l'intempérance qui
y règne trop souvent.

Passons maintenant au traitement de ces affections. Il faut en principe éloigner, toutes les fois
que ce sera possible, les causes qui ont déterminé
ou favorisé le développement de la maladie, et qui,
par la persistance de leur action, l'entretiennent ou
l'exaspèrent; ainsi l'émigration des pays chauds
dans les régions tempérées, est la première chose à
faire; à elle seule, elle suffit souvent pour amener
la guérison même dans les cas les plus graves.

Le régime alimentaire et hygiénique est important dans cette affection, les malades devront
prendre garde de se laisser aller à leur appétit, il
vaut mieux manger peu à la fois et plus souvent;
il faudra choisir ses aliments parmi ceux qui con-

tiennent le plus de matières abbiles sous un petit volume. Le bon vin pris à dose modérée sera très-utile. Les malades devront se couvrir de flanelle et éviter le froid et l'humidité. Je ne dis rien des moyens pharmaceutiques, ce sera au médecin traitant, à chercher dans la matière médicale ceux qu'il croira convenir le mieux, selon les circonstances.

En ce qui concerne l'emploi des Eaux de Vichy dans la maladie que je viens de citer, je dirai qu'il faut en user avec la plus grande modération et la plus grande circonspection, sous peine de voir reparaître des accidents à forme aiguë qui peuvent être des plus graves. On pourra commencer, à l'exclusion des bains, par prendre de l'eau de la Grande-Grille ou de l'Hôpital, coupée avec de l'eau mucilagineuse, comme l'infusion de graine de lin, l'eau de son, et mieux quelquefois avec des sirops de coings. La dose doit être d'un quart de verre le matin et autant le soir; si la santé va en s'améliorant, il ne faut pas pour cela augmenter la quantité d'eau au-delà d'un demi-verre, le matin et autant le soir, de crainte que l'excitation produite ne soit trop forte et qu'on n'ait à déplorer une rechute toujours fâcheuse.

VI

Mode d'action des Eaux de Vichy.

Après les détails dans lesquels je suis entré, relativement aux affections que j'ai sommairement décrites, il n'est pas inutile, je pense, de chercher à se rendre compte de l'action des Eaux de Vichy dans leur traitement.

Nous avons vu que pendant longtemps, on a cru que les Eaux de Vichy possédaient une action spéciale, dans les maladies auxquelles on les opposait, nous avons vu aussi que pour M. Scouttetten, l'action dynamique, beaucoup plus que l'action médicamenteuse devait être invoquée, pour expliquer leurs vertus curatives.

Il est en effet, à mon avis, aisé, si on adopte cette
dernière théorie, de comprendre comment des Eaux
minérales de composition différente, et dont les
principes chimiques semblent être en contradic-
tion flagrante avec les éléments des maladies auxquelles on les oppose, ont cependant une action
identique et favorable sur l'économie. La plupart
des maladies qui se trouvent favorablement influencées par les Eaux de Vichy, sont celles dans
lesquelles la débilité générale joue le principal
rôle; ce sont donc celles où se montre presque in-
variablement l'asthénie nerveuse. L'action électro-
dynamique de l'Eau de Vichy, donnant au système
nerveux une tonicité qui lui manque, il est facile
de se rendre compte du comment se rétablissent
les fonctions de la vie animale et de relation qui
sont sous la dépendance du système nerveux;
pour n'en citer qu'un exemple, prenons l'anémie
ou hydroémie, qui est la suite des fièvres intermittentes chroniques. Dans ce cas, le sang est
appauvri, il a perdu de ses globules, est devenu
aqueux et n'a plus la propriété excitante, nécessaire à la mise en jeu des fonctions générales de la
vie; on conseille à ces malades, souvent avec le
plus grand succès, l'usage des Eaux de Vichy, sur-

tout celui des sources ferrugineuses. Eh bien, si on
ne tenait compte que des éléments chimiques, les
plus importants de ces eaux, le bicarbonate de
soude, qui est un alcali, et par conséquent, comme
chacun le sait, un médicament qui, loin d'augmenter la plasticité du sang, la diminue au
contraire, on se garderait bien de les conseiller. Mais si on tient compte du changement
de milieu, du climat, d'habitudes et qu'on adopte
la théorie de l'action dynamique des eaux minérales, on les conseillera, sûr, que l'on sera, que
les malades en retireront un grand bénéfice. Dans
ce cas, les eaux minérales artificielles ou transportées auraient-elles le même effet? J'en doute ;
puisque d'après M. Scouttetten, elles sont mortes et n'agissent plus que par les substances médicamenteuses qui entrent dans leur composition.
On voit donc de quelle importance est, pour les
malades, un voyage aux Eaux naturelles de Vichy.

Un autre fait qui milite en faveur de la théorie
de l'action dynamique, des Eaux minérales, est
celui-ci : les tempéraments nerveux se trouvent
généralement mal de l'usage des Eaux naturelles
de Vichy, aux sources ; c'est qu'en effet le système
nerveux est trop excité, et que tout ce qui tend à

élever le degré de surexcitation, doit être nuisible, il ne faut pas croire que cette propriété excitante appartienne exclusivement aux Eaux de Vichy ; toutes les eaux minérales la possèdent à des degrés différents, et il est plus que douteux, pour moi, qu'il y ait des eaux thermo-minérales ou seulement minérales sédatives, pas même colles de Néris, qui jouissent cependant de cette réputation.

Les propriétés dynamiques des Eaux minérales de Vichy vont encore nous servir à nous expliquer leur action dans le traitement des maladies du foie et de la rate ; dans les engorgements du foie, il est certain qu'il y a une asthénie de cet organe, que les phénomènes d'absorption moléculaire dont il est constamment le siége sont profondément altérés, parce que l'excitation nerveuse, nécessaire à cette fonction, est au-dessous de la normale. Les Eaux de Vichy doivent donc, par l'excitation qu'elles produisent, et qui se porte spécialement sur le système nerveux, réveiller son activité et par contre, celle de l'organe hépatique qu'il tient sous sa dépendance.

Les engorgements de la rate, son hypertrophie s'expliquent encore de la même manière ; nous

savons que la rate est un organe éminemment
vasculaire et contractile, et que cette contractilité
est lente à se produire, et lente à s'éteindre ; que la
circulation du sang dans cet organe est intermittente. Sous l'influence des fièvres, la rate se
congestionne très-rapidement, elle revient lentement à son volume normal et comme les accès se
reproduisent dans un temps plus court qu'elle n'en
met à rendre à la circulation générale le sang
qu'elle a reçu, il est aisé de comprendre que l'augmentation de son volume puisse être due à ces
congestions qui se succèdent rapidement. S'il est
vrai que les causes miasmatiques qui occasionnent
les fièvres intermittentes portent leur action sur le
système nerveux, il ne répugne pas d'admettre que
l'influence nerveuse manquant dans la rate comme
ailleurs, celle-ci ne puisse pas se débarrasser de
la quantité anormale du sang qui l'engorge.

L'action des Eaux de Vichy dans ce cas s'explique encore ; elle est dynamique, elle s'exerce
sur le système nerveux et lui rend l'activité qui lui
manquait jusque-là. La contractilité de la rate
reprend son état normal peu à peu, et se débarrasse
de même de l'excédant du sang qui l'obstruait.

Je suis loin de dire que cette théorie est la vraie,

mais elle a au moins pour elle la vraisemblance ;
aussi, quand pour des causes complexes, le tissu
de la rate a subi une transformation organique,
telle que l'induration et surtout le ramollissement,
les Eaux de Vichy se montrent impuissantes, parce
que leur action dynamique ne peut pas aller jusqu'à
reconstituer son tissu, et que leurs principes médi-
camentaux n'ont aucune action sur lui.

VII

Considérations sur l'emploi des Eaux de Vichy.

La manière de faire usage des Eaux de Vichy, dans les maladies qui réclament leur emploi, n'est pas indifférente ; prises sans discernement, trop à la hâte, ou à trop fortes doses, de salutaires elles peuvent être très-nuisibles. La première chose que doit faire un malade qui arrive à Vichy, est de s'adresser à un médecin, dont le premier soin sera de chercher à déterminer avec le plus de précision possible le tempérament de la personne malade, se rendre compte ensuite de la maladie dont elle

est atteinte, et voir s'il n'y a pas une contre-indi-
cation formelle à l'emploi de la médication minérale. Quand ces éléments seront bien acquis, il
devra indiquer le traitement qui devra toujours
avoir pour base la prudence et la modération. Dans
l'usage de l'eau, soit en boisson, soit en bains et
douches, il indiquera le régime à suivre, qui devra
être sensiblement le même que celui qui était pré-
cédemment indiqué dans la maladie qui amène la
personne qui en est atteinte à Vichy. Il recomman-
dera à son client de venir le voir de temps en
temps pour qu'il puisse apprécier son état, et
modifier selon les circonstances le traitement ins-
titué.

Il est évident que si les personnes qui viennent à
Vichy y arrivent avec des consultations de leurs
médecins ordinaires, et si elles ont pleine confiance
en elles, elles peuvent se passer d'aller prendre les
conseils, à moins d'accidents imprévus, d'un médecin de la localité.

Je ne voudrais pas qu'on considérât ce que je
dis comme de la réclame, mais j'ai vu tant de
personnes ne retirer des Eaux de Vichy que dé-
ceptions et mécomptes, et cela par leur faute, que
je serais très-heureux que ces lignes servissent à

persuader les malades que c'est une grande erreur
que de croire qu'on peut se traiter soi-même avec
succès.

Les Eaux de Vichy se prennent en boisson,
bains et douches; quand on prend l'eau à l'inté-
rieur il faut, au début, le faire avec quelque ré-
serve ; le meilleur moyen consiste à les prendre
par demi-verres, matin et soir, il est rarement
nécessaire de dépasser quatre verres par jour,
c'est-à-dire quatre demi-verres le matin et autant
le soir, le choix de la source n'est pas d'une grande
importance, il faut choisir celle dont on supporte
le mieux l'eau. Voilà la règle, les conseils du médecin indiquent les exceptions.

Les bains ne sont pas bien supportés par tous
les tempéraments, parce qu'ils produisent une trop
grande excitation ; cependant avec un peu de
prudence et de bon vouloir, on pourra s'y habituer
et suivre le traitement sans encombre; pour cela il
faudra prendre les premiers bains fortement mi-
tigés, à la température du corps et n'y pas rester
plus d'une demi-heure ; dans certains cas, un bain
tous les deux jours sera suffisant.

Les douches sont très-excitantes, surtout celles
dites à percussion, il ne faudra jamais en prendre

sans avoir préalablement pris l'avis d'un médecin, c'est prudent.

Je ne veux pas passer sous silence l'établissement hydro-thérapique du Dr Jardet; cet établissement, parfaitement installé et dirigé, peut rendre de grands services; ce sera à son médecin qu'il faudra s'adresser pour connaître l'opportunité de cette médication.

Si j'insiste autant sur la prudence qu'il faut apporter dans l'usage des Eaux de Vichy, et ce que je ne saurais trop répéter, c'est que si elles sont éminemment salutaires dans bien des cas, c'est aux malades à aider leur action par leur prudence et par la patience qu'ils devront mettre à se conformer aux conseils qu'on leur donne.

Je prenais un verre d'eau à la source de la Grande-Grille, deux messieurs qui paraissaient intelligents, faisaient comme moi. L'un d'eux dit à l'autre :

« — Mon médecin m'a ordonné quatre verres de cette eau dans la journée, il n'est pas amusant de venir ici quatre fois par jour, j'ai grande envie de les prendre tous les quatre de suite, de cette façon je serai débarrassé pour aujourd'hui, et je pourrai passer le temps à autre chose. »

Je ne pus pas m'empêcher de lui faire remarquer que son raisonnement était mauvais, et que s'il donnait suite à son projet, il pourrait bien avoir lieu de s'en repentir ; il parut convaincu, et se contenta de prendre un verre d'eau, je ne sais s'il a persévéré dans cette bonne voie.

Je tiens d'une source digne de foi, que les ouvriers qui étaient venus en grand nombre, prendre part aux grands travaux qui se sont faits à Vichy, sont tous tombés plus ou moins malades, pour avoir voulu boire en quantité de l'eau de la Grande-Grille; il a fallu prendre des mesures pour les empêcher de continuer.

User modérément et non pas abuser, voilà la base fondamentale de la médication thermo-minérale, par l'Eau de Vichy.

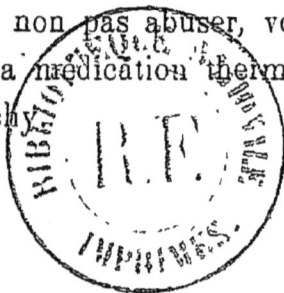

VIII

Statistique.

Les malades qui viennent à Vichy chercher une guérison à leurs maladies ne s'en trouvent pas tous également bien, cependant on peut voir par le tableau qui suit, que la grande majorité en retire un soulagement notable. Il est à remarquer que ce ne sont pas toujours les affections légères, au moins en apparence, qui obtiennent la guérison la plus rapide ; ce résultat tient à des causes très-complexes, surtout aux tempéraments et aux idiosyncrasies individuelles dont l'analyse échappe aux esprits les plus sérieux.

Voici le résultat synoptique des maladies qui ont été traitées dans mon service, à l'hôpital militaire de Vichy, pendant la saison de 1864, et dont il est question dans ce travail :

5

	Entrés.	Amélioration très-sensible	Amélioration sensible	Amélioration légère.	Amélioration nulle.	Morts.
Engorgement simple et chronique du foie............ ...	19	9	5	3	1	1
Hydroémie, suite de fièvres intermittentes et de dyssenterie	5	1	2	1	1	»
Engorgement chronique du foie suite de fièvres intermitt..	31	7	9	12	2	1
— compliqué de gastralgie ....,.....................	16	5	8	3	»	»
— des viscères abdominaux (foie et rate) contracté au Mexique.......	64	15	31	12	6	»
— — en Algérie......	2	1	1	»	»	»
— de la rate suite de fièvres intermittentes............	16	3	9	3	1	»
Hépatalgie............,.. ...., ...	1	»	1	»	»	»
Ictère chronique.............................	1	»	1	»	»	»
Cachexie palustre.........................	3	1	1	»	1	»
Coliques hépatiques avec calculs................	6	1	5	»	»	»
Engorgement du foie avec ascite......... ..,......	2	»	1	1	»	»
Cirrhose du foie	2	»	»	»	»	2
Diarrhée chronique suite de dyssenterie....	1	»	»	»	1	»
TOTAUX.........	169	43	74	35	13	4

On voit par cet exposé que ce sont les affections des organes abdominaux qui se sont montrées les plus fréquentes, il doit en être ainsi puisqu'elles sont présentées par des militaires qui les ont contractées dans les pays chauds, où la nature de leur service les appelait à vivre.

En résumé, sur 169 malades traités, 117 ou plus des deux tiers ont obtenu de l'usage des Eaux de Vichy une amélioration très-sensible ou sensible, et sur le même nombre, 169, 48 ou un peu moins du tiers n'en ont retiré qu'un soulagement léger ou nul. Sur les 4 morts, deux ont succombé à la cirrhose du foie et les deux autres à des affections organiques graves qui étaient au-dessus de toutes ressources.

On peut donc conclure que les deux tiers au moins des malades qui viennent à Vichy pour des affections indiquées au tableau qui précède, en retirent un soulagement très-marqué; il ne serait pas juste en vérité de se montrer plus exigeant.

. Il ne serait peut-être pas rationnel d'appliquer cette statistique, qui aurait besoin, pour être mathématiquement exacte, d'être répétée pendant plusieurs années de suite, à ce qui se passe pour le personnel civil atteint des mêmes affections, parce

qu'elles ne sont pas contractées dans les mêmes
conditions et sous les mêmes latitudes ; que les
militaires sont en général des hommes jeunes et
vigoureux, chez lesquels les ressources de la nature sont infiniment plus riches et plus puissantes
que chez un pareil nombre d'individus des pro-
fessions civiles.

En somme, il est certain que les Eaux minérales
de Vichy constituent un moyen efficace dans un
grand nombre de maladies et sont à la hauteur
de leur réputation.

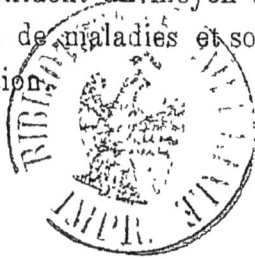

FIN.

TABLE DES MATIÈRES

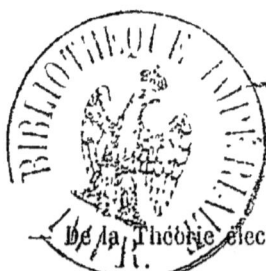

Moulins. — Imp. de FUDEZ Frères, aux Jardins-Bas.

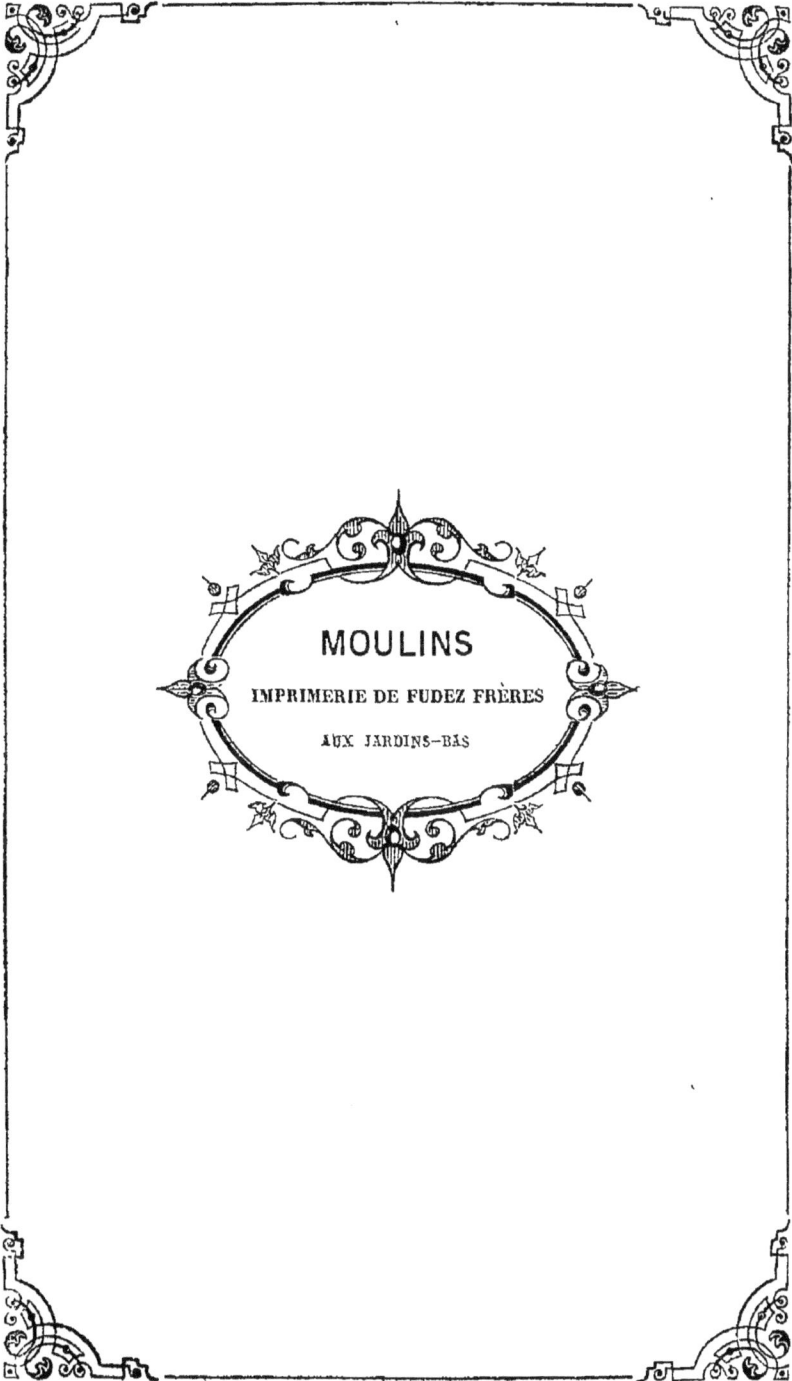

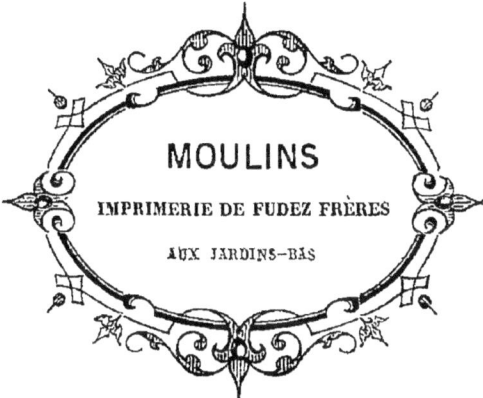

MOULINS

IMPRIMERIE DE FUDEZ FRÈRES

AUX JARDINS-BAS